L'URÉTROTOMIE

A LA SOCIÉTÉ DE CHIRURGIE.

L'URÉTHROTOMIE

A LA SOCIÉTÉ DE CHIRURGIE

REFLEXIONS SUR LA DISCUSSION

QUI A EU LIEU DANS LES MOIS DE MAI, JUIN ET JUILLET 1865 ;

PAR

LE DOCTEUR FÉLIX BRON,

Chevalier de l'Éperon-d'Or,
Ancien chef de clinique chirurgicale,
Lauréat de l'École de médecine, ancien interne des hôpitaux de Lyon,
Membre de la Société impériale de médecine
et de la Scoiété des Sciences médicales de Lyon,
Membre correspondant
de la Société impériale de médecine de Bordeaux,
de la Société de médecine et de chirurgie
de Montpellier,
etc.

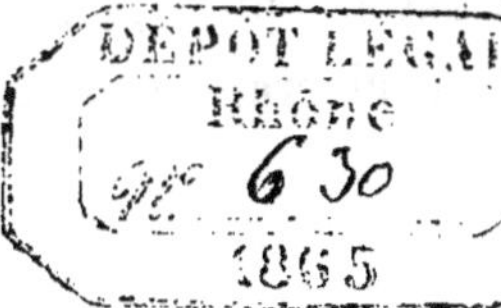

LYON,

IMPRIMERIE D'AIMÉ VINGTRINIER,
Rue Belle-Cordière, 14.
1865.

L'URÉTHROTOMIE

A LA SOCIÉTÉ DE CHIRURGIE

Toutes les fois qu'une opération, comme une idée juste, n'est pas classée, elle se présente sans cesse avec une force nouvelle jusqu'au moment où, appréciée à sa valeur, elle prend la place qu'elle mérite.

C'est ce qui vient d'arriver à l'uréthrotomie, qui, jusqu'à présent, avait réuni peu de partisans et paraissait devoir être longtemps encore discutée et repoussée. A bien des reprises, soit à Lyon, soit à Paris, à la Société des sciences médicales ou à la Société de chirurgie, elle a eu le privilége d'attirer l'attention et de surexciter la verve des orateurs. Mais au fond, on peut le dire, elle n'a eu qu'un succès d'estime.

Toutefois, si du choc naît la lumière, la lumière est faite à présent. En 1863, lors de la dernière discussion, les chirurgiens l'admettaient encore avec réserve, et les praticiens ne l'acceptaient que comme méthode exceptionnelle de traitement des rétrécissements. Aujourd'hui, il n'en est plus de même ; elle est acceptée, elle a sa place et ses indications. C'est donc là un grand pas de fait que de considérer comme rationnel un traitement qui, il n'y a pas trois ans encore, était regardé comme exceptionnel ou téméraire.

Nous devons au mémoire de M. Perrin (*Gaz. des hôpitaux*, juin 1865) d'avoir provoqué cette solution à la Société de chirurgie, en attaquant franchement cette opinion, que c'était une opération tellement dangereuse qu'elle devait être une ressource extrême réservée aux cas dans lesquels on ne peut faire autrement.

Ce mémoire, très-affirmatif, riche en observations judicieuses, est fondé du reste sur des faits publiés par les membres mêmes de la Société de chirurgie. Et en cela, si nous ne partagions personnellement, et en grande partie, les idées que l'auteur émet sur cette question, nous admirerions du moins son habileté à mettre la Société en demeure de se juger elle-même et de conclure.

Il prouve :

1° Que l'uréthrotomie est d'une exécution plus sûre et plus commode pour le malade et pour le chirurgien, que la dilatation progressive.

2° Qu'après les progrès récents, elle n'est pas plus dangereuse que la dilatation.

3° Enfin qu'elle donne des résultats aussi satisfaisants que toute autre méthode, au double point de vue de ses effets immédiats ou éloignés.

La première proposition est basée sur ce que la dilatation la mieux conduite, la plus sage, n'est pas inoffensive comme on le dit et qu'on le répète sans cesse ; qu'elle est souvent, au contraire, le point de départ d'accidents graves et qu'elle entraîne dans quelques circonstances la mort. De plus, qu'elle est incapable de suffire aux besoins généraux de la pratique à cause de la lenteur et de l'incertitude de sa marche. M. Perrin l'accuse, en outre, des embarras où se sont trouvés les chirurgiens qui l'ont exclusivement employée et des dangers qu'ont courus les malades.

Pour prouver la seconde proposition, M. Perrin suit l'uréthrotomie depuis le moment où on a commencé à la pratiquer. Il écarte cependant la longue période de tâtonnements qu'elle a traversée. Les revers, qu'elle a eûs dans cette période, tenaient à l'inexpérience des chirurgiens et à l'incertitude de la méthode. Il le démontre en faisant la comparaison des résultats qu'elle a donnés avec ceux qu'elle donne aujourd'hui. Dans le principe, et en ne remontant pas à une époque bien éloignée, nous voyons en effet qu'à l'hôpital de la Pitié, dans les années de 1857 à 1861, l'uréthrotomie a été, entre les mains de M. Maisonneuve, suivie de mort un peu plus de 1 fois sur 4, tandis qu'à l'Hôtel-Dieu, en 1862, elle ne donnait plus que 1 mort sur 22 opérations.

Ce résultat, il l'attribue au perfectionnement de la méthode, et il justifie cette interprétation en montrant qu'il est en rapport avec la pratique des autres chirurgiens. — Actuellement, le perfectionnement est arrivé à ce point que l'opération jugée par les faits publiés par les membres de la Société de chirurgie ne donne plus que 3,07 morts sur 163 opérés, c'est-à-dire, en chiffres ronds, 3 sur 100.

Partant de là, M. Perrin conclut :

Que l'uréthrotomie interne, méthode éminemment perfectible dans ses indications, dans son instrumentation, dans les soins qu'elle réclame, paraît devoir être préférée comme méthode générale à la dilatation progressive, méthode éminemment routinière et impuissante.

Comme on le voit, il s'agit encore de la comparaison de deux méthodes, la dilatation et l'incision, et de substituer l'une à l'autre ; comme si chacune ne rendait pas des services là où l'autre est impuissante. Que la dilatation présente des lenteurs, des incertitudes ; qu'on l'accuse de laisser mourir si elle ne tue pas ; qu'on fasse sa part des dangers aussi grosse qu'on voudra, cela prouvera-t-il que l'incision, elle, n'est pas dangereuse ou qu'elle l'est moins ?

Il n'est personne actuellement qui proposerait de rejeter la taille pour faire exclusivement la lithotritie. Eh bien ! n'est-ce pas agir ainsi dans la question présente ? Il n'est aucun membre à la Société de chirurgie qui ait repoussé l'incision, ni M. Follin, ni M. Guérin, ni M. Voillemier, qui ont défendu cependant énergiquement la dilatation.

Du reste, eu égard au nombre des rétrécissements traités exclusivement par le passage des bougies, qui peut dire le nombre des accidents occasionnés par elles ? Ils n'ont pas été notés ; c'est certainement un tort ; mais quel est le praticien qui ne pourra donner de bons renseignements sur cette méthode ? Et puis, si l'on dépouille le dossier de l'incision pour montrer qu'on l'a faite sans discernement et si on l'exonère ainsi des échecs qui pèsent sur elle, pourquoi ne ferait-on pas de même pour la dilatation ? N'est-ce pas la méthode qu'on a mis le plus à contribution, puisque jusqu'à ces temps derniers on l'a employée presque exclusivement comme une panacée.

Nous savons, nous aussi, que l'incision du canal n'est pas une opération grave par elle-même ; mais elle le devient par les conditions où se trouve le malade. C'est là surtout ce que M. Perrin a voulu démontrer, et c'est pour cette raison qu'il conseille de ne pas attendre que ces conditions se manifestent. Jusque là, rien de mieux, et sur ce point, la discussion n'est pas possible, car il y a un accord presque unanime. Mais parce que l'incision est habituellement inoffensive faut-il la proclamer méthode générale? C'est cette tendance surtout qui a provoqué la discussion.

Ainsi posée, la question se réduit donc à bien définir les indications de l'une et l'autre méthode.

On ne peut douter que la dilatation ne donne de bons résultats. M. Bourguet, d'Aix, a relaté dans la *Gazette des hôpitaux* des guérisons radicales, datant de plusieurs années. Nous ne soutenons pas que ce soit là la règle générale ; mais il suffit que de pareils faits se rencontrent, pour reconnaître à la méthode sa valeur. Dans tous les cas, le rétrécissement n'arrive pas d'emblée à cet état fibreux qui le caractérise si bien, et M. Désormeaux, *qui l'a vu*, nous donne de très-utiles renseignements sur son évolution et par conséquent d'excellentes indications sur son traitement.

Dans le début, c'est plutôt une inflammation chronique entretenue par une ulcération superficielle de nature granuleuse. Le rétrécissement est formé par le gonflement des parois qui perdent en même temps leur extensibilité.

A cette période, on le comprend, ni la dilatation, ni l'uréthrotomie ne peut rien : il faut guérir l'ulcération. Si on n'a pas d'endoscope pour la reconnaître, on peut avoir recours avec avantage aux bougies à boule qui, en traversant la partie malade, occasionnent une vive douleur, sans donner à la main de l'opérateur la secousse caractéristique. Malheureusement à cette période, la seule peut-être où la guérison définitive est certaine, on est rarement consulté,

parce que le mal ne se traduit au dehors que par une gout-
telette de muco-pus, chaque matin, attribuée à toute autre
chose qu'à un rétrécissement en voie de formation et que
les fonctions se font avec facilité.

Au bout d'un certain temps, cette goutte disparaît,
ce qui indique que l'ulcération est cicatrisée. Comme
le jet n'est pas encore sensiblement diminué, le malade se
croit guéri ; mais les altérations plus profondes sont devenues plus rebelles. Le tissu sous-muqueux, dans cette
seconde période, infiltré depuis longtemps, est déjà le siége
d'une induration chronique, en même temps que les élé-
ments fibreux de ces tissus, sous l'influence de cette inflammation, se rétractent. Ce travail de rétraction, fort bien
décrit par M. Guérin, est analogue à celui qui se produit
dans l'aponévrose palmaire sous l'influence d'une inflammation lente.

La dilatation, dans cette période, est indiquée et ne cause
pas d'accidents. Si les résultats ne sont pas définitifs, ils
durent longtemps. Quelquefois on obtient des guérisons
radicales. Le contact de la sonde, l'excitation qu'elle provoque dans la région du canal où siége le mal, la compression
qu'elle exerce favorisent la résorption de la lymphe.

Mais avec le temps, la rétraction fibreuse devient définitive et les liquides plastiques infiltrés dans la muqueuse et
le tissu sous-muqueux s'organisent. On entre alors dans
la troisième période. Les tissus malades, en partie dé-
truits, font place à un tissu blanc, peu vasculaire, dur,
élastique, rétractile, analogue au tissu inodulaire qui cons-
titue le *rétrécissement organique fibreux*.

Celui-là est rebelle à la dilatation et l'uréthrotomie fournit seule le moyen de remplacer par une cicatrice, peu

rétractile dans quelques cas, le tissu inodulaire contre lequel on aurait lutté en vain par tout autre procédé.

M. Desormeaux le reconnaît au moyen de l'endoscope; la chose lui est facile, le mal se révèle à lui par sa couleur blanc nacré. Mais, pour nous, nous n'avons d'autres moyens que de tenter la dilatation. Si les tissus sont résistants, si on a la sensation d'un anneau dur, si on n'obtient que des résultats incertains ou s'ils ne se maintiennent pas, c'est que cette méthode est impuissante.

Comme on le voit, la dilatation est très-utile dans toutes les périodes que parcourt le rétrécissement et dans aucun cas on ne peut s'en passer. Du reste, comme le fait observer M. Guérin, fût-elle insuffisante, mise en usage avant de faire l'incision, elle aurait encore l'avantage de bien faire connaître l'état du canal et de prévenir des décisions trop hâtées.

Il faut donc le reconnaître : si elle n'est pas une méthode applicable dans tous les cas, elle est du moins le meilleur moyen que nous ayons de poser l'indication des autres.

S'il survient des accès de fièvre (*Guérin*, *Dolbeau*, *Follin*); si l'urèthre a une excessive sensibilité (*Guérin*); si la dilatation ne fait pas de progrès (*Dolbeau*); si l'élasticité du rétrécissement ne permet plus de compter sur elle (*Trélat*, *Follin*); si elle ne peut atteindre un degré compatible avec la miction (*Follin*); oh! alors, mais seulement alors, il faut l'abandonner et avoir recours à l'incision.

M. Perrin, qui se guide sur l'état du malade beaucoup plus que sur la période du mal, tranche la question sans avoir recours à ces tâtonnements. Pour lui, il n'y a que deux classes de rétrécissements. Ceux qui n'empêchent pas à la vessie de se vider et qui ne portent pas atteinte à la santé générale, il les dilate. Mais il incise, sans égard à leur dilatabilité, tous ceux qui entravent d'une manière permanente l'écoulement de l'urine ou entretiennent un mauvais état de santé.

Voyons les avantages de l'incision. — Est-ce d'abord une opération dangereuse ?

Voici le tableau des opérations sur lequel s'est fondé M. Perrin pour dire, non !

MM. Sédillot a pratiqué.	21	opérations,	1	mort.	
Maisonneuve . . .	66	—	3	—	
Gosselin	16	—	1	—	
Trélat.	4	—	0	—	
Demarquay. . . .	12	—	0	—	
Boinet	5	—	0	—	
Desormeaux . . .	10	—	0	—	
Reybard	14	—	0	—	
Perrin	15	—	0	—	
Total.	163	opérations,	5	morts.	

Outre ces chiffres, qui sont le résultat d'observations publiées, la discussion a fait connaître d'autres faits dont les auteurs ont donné le résumé.

Ainsi, MM. Follin a cité	12	opérations,	0	mort.	
Trélat. . . .	4	—	0	—	
Dolbeau. . .	8	—	0	—	
Desormeaux.	18	—	1	—	
Total. . . .	42	opérations,	1	mort.	

En tout, 205 opérations qui ont donné 6 morts.

N'est-ce pas là la part que nous sommes obligés de faire à l'imprévu dans la pratique des opérations les plus insignifiantes de la chirurgie ?

Mieux que tous les raisonnements, ces chiffres prouvent donc que l'incision du canal n'est pas chose dangereuse au point de *vue de la mortalité*, et nous sommes d'autant plus fondés à le croire que ce nombre renferme non-seulement des uréthrotomies internes, dont il faudrait encore discuter la profondeur, mais aussi des uréthrotomies externes que bien des chirurgiens considèrent comme une ressource extrême ; bien plus, que ces faits ont été recueillis presque en totalité dans les hôpitaux où les malades ne se présentent que lorsque le mal a fait de sérieux ravages, soit qu'il ait acquis une grande gravité, soit qu'il ait produit déjà des effets fâcheux sur la santé générale.

Est-ce au point de vue des accidents qu'elle est dangereuse ? Mais c'est à peine si dans la discussion nous voyons signalés quelques accès de fièvre ; il n'est point survenu d'hémorrhagie grave et nous ne trouvons mentionné que trois archites.

Comment pouvons-nous expliquer une pareille innocuité des incisions après tous les désastres dont on les accuse ? C'est que l'uréthrotomie faite dans de bonnes conditions n'est réellement pas dangereuse ;— et qu'actuellement qu'on juge mieux de son opportunité, on ne la compromet pas en outrepassant ce qu'elle peut donner. Il s'est passé, pour ce mode opératoire, ce qu'on a vu pour le mercure, pour l'ipécacuanha et bien des remèdes d'une utilité incontestée en médecine, dont les propriétés, mal connues d'abord et partant mal appliquées, sont devenues une source de dangers entre les mains imprudentes qui en ont abusé.

L'uréthrotomie a passé par toutes ces phases et ne pouvait faire exception.

Mais ne jugeons pas une méthode par les fautes qu'ont commises ceux qui l'ont employée et voyons immédiatement ce qu'ont fait tous nos maîtres, à la Société de chirurgie, pour obtenir ce résultat. Ont-ils coupé profondément le rétrécissement? l'ont-ils dépassé en étendue? ont-ils intéressé le canal dans toute son épaisseur? Aucune observation ni aucune communication ne témoigne de cette hardiesse qui déjà paraît être d'une autre époque, du moins pour les rétrécissements qui n'intéressent que le tissu sous-muqueux et qui sont les plus fréquents. MM. Follin, Guérin, Trélat, Demarquay limitent l'incision au mal lui-même et la font superficielle autant que possible. M. Desormeaux coupe le rétrécissement aidé de l'endoscope, et, comme il voit ce qu'il fait, il coupe sur la région malade sans égard au côté de la paroi uréthrale.

Il est donc incontestable que l'incision, par sa profondeur et par son étendue, ajoute beaucoup à la gravité de l'opération, et qu'en la limitant à la partie malade, on la diminue.

Cependant, comme le rétrécissement n'intéresse pas toujours seulement la couche la plus rapprochée de la muqueuse, il en résulte que cette incision superficielle n'est pas dans tous les cas suffisante pour être efficace.

Le tissu caverneux de l'urèthre est quelquefois lui-même transformé en masse fibreuse très-résistante. Pourrions-nous alors ne faire qu'une scarification? Ce serait d'abord manquer au principe posé plus haut, et cette opération serait pour cette espèce de rétrécissement aussi irrationnelle que la section de la moitié d'un tendon rétracté.

M. Guérin, — et nous partageons sa manière de voir, —
considère cette opération comme entourée de dangers,
parce qu'il est fort difficile de n'inciser que l'obstacle sans
le dépasser. Il préfère, pour ces cas, l'incision de dehors
en dedans, — et dans un prochain travail nous démontrerons par des faits, combien cette opération d'uréthrotomie externe offre de précieuses ressources.

Il faut donc inciser le rétrécissement dans toute son
étendue et dans toute son épaisseur, et rien de plus ; c'est
là tout le secret des heureux résultats obtenus.

Quels sont maintenant les moyens qui nous permettent
de l'obtenir ? — Pouvons-nous limiter cette incision à no-
tre gré ? Reybard disait : « Qu'on coupait toujours moins
qu'on ne pensait, » et pour obvier à ce défaut d'action, il
avait imaginé un instrument avec dilatateur aussi terrible
à la vue que redoutable pour le malade. Il est vrai que
pour employer sa méthode il fallait inciser jusqu'au tissu
cellulaire sous-cutané.

Cet instrument, sous ce rapport, était parfait. Mais les
cas où il pourrait encore rendre quelques services, ceux,
par exemple, où le rétrécissement est très-dur et très-épais,
où il forme une masse fibreuse qui confond tous les tissus
sous-jacents, sont rares et je viens de dire que je préférais
alors l'uréthrotomie externe. Du reste, il est très-volumi-
neux.

Ne considérons donc que l'incision des rétrécissements
superficiels.

M. Perrin, tout d'abord, divise les uréthrotomes en deux
catégories ; ceux qui coupent d'arrière en avant et ceux
qui coupent d'avant en arrière. Il donne la préférence à ces

derniers et attribue aux autres une partie des accidents qui peuvent survenir après l'opération.

Il nous est difficile de comprendre, si la tige conductrice a pénétré dans toute l'étendue de l'urèthre, comment l'hémorrhagie, par exemple, est plus ou moins probable, puisque la lame glisse sur elle et ne l'abandonne pas ; — et s'il n'y a point de conducteur, la méthode ne me paraît pas applicable.

Je comprends mieux l'indication exclusive de cette classe d'instruments en ce qu'elle évite d'avoir recours à la dilatation préalable qui, lorsque l'opération est décidée et prochaine, en ramollissant le tissu du rétrécissement, nuit plus à l'incision qu'elle ne lui sert.

Je comprends aussi qu'il faut un instrument d'un petit calibre et courbe, car s'il est volumineux, il manque son but, et s'il est rectiligne, il incise trop profondément et sur une trop grande surface. En redressant, en effet, avec sa tige rigide la courbure naturelle du canal, l'incision n'est plus déterminée par les dimensions des lames seulement, mais aussi par le degré de tension des parties.

L'instrument de M. Maisonneuve a paru à M. Perrin réunir toutes ces qualités. Sur ce choix personne n'a de critique à faire, car il remplit théoriquement toutes les conditions désirables. Il est petit ; il est courbe ; il coupe d'avant en arrière et la lame glisse sur un conducteur qui n'est pas autre chose qu'une sonde cannelée. Si on veut un instrument simple, c'en est un.

Mais, au point de vue pratique, est-il bien supérieur aux autres ?— Pour le guider dans le canal, on visse à son extrémité une bougie fine et très-souple qui doit se replier dans la vessie.

Il ne faut pas avoir sondé beaucoup de rétrécissements pour savoir combien il est difficile d'insinuer une bougie aussi molle, qui ne donne à la main aucune sensation et dont on ne peut changer la direction. Et puis, si elle doit se replier dans la vessie, est-ce qu'elle n'a pas plus de raisons pour se replier dans le canal au devant de l'obstacle? Cela m'est arrivé plusieurs fois, ce qui m'a empêché de m'en servir : ce n'est donc pas une critique théorique que je lui fais.

La lame, d'un autre côté, est demi-sphérique et glisse à découvert sur la tige conductrice. Je ferai à ce sujet encore deux reproches. D'abord, par la surface perpendiculaire qu'elle présente, elle pousse et déplace le rétrécissement avant de l'entamer, ce qui fait que l'incision n'est pas franche. Puis, comme dans bien des circonstances, la muqueuse cède aux pressions, il en résulte qu'elle se plisse et que la lame qui, théoriquement, ne doit couper que la région rétrécie se crée elle-même des résistances et entame ainsi le canal sur différents points.

Je veux bien que, eu égard à ce que nous avons dit plus haut sur l'innocuité des incisions uréthrales, on considère ces lésions comme de peu d'importance, mais elles n'en constituent pas moins une source d'ennuis et des souffrances inutiles.

En troisième lieu, et en admettant que tout dans l'opération se passe régulièrement, la hauteur de la lame est-elle toujours ce qu'elle doit être? Cela supposerait que tous les rétrécissements ont une égale épaisseur.

A ce point de vue encore, cet instrument laisse à désirer, car la bougie volumineuse qu'on passe immédiatement après l'incision, pénètre en déchirant les tissus entamés, absolument comme une étoffe à qui on a donné déjà un coup de ciseaux.

Je borne là mes réflexions et mes observations. Comme cet uréthrotome paraît avoir eu toutes les faveurs, il est juste qu'on sache aussi les reproches qu'on peut lui faire; car, à lire M. Perrin, il semblerait qu'on lui doit la plus belle part des succès que donne actuellement la méthode des incisions.

Le meilleur de tous les uréthrotomes, selon moi, est celui dont on se sert le mieux, pourvu qu'il soit en rapport avec l'idée qu'on se fait de l'opération qu'on exécute. Eh bien! je le demande, l'instrument de M. Maisonneuve répond-il à ce que vous demandez de lui? Quelle certitude donne-t-il dans le premier cathétérisme qui doit fournir un conducteur à l'instrument même? Incise-t-il juste la partie malade? rien que le tissu pathologique et tout le tissu pathologique? Évidemment non. Il coupe par un mouvement automatique sans que le chirurgien puisse dire ce qu'il a coupé. Et puis, est-il bien solide? — Toutes ces questions sont assez importantes pour être prises en sérieuses considérations.

Il nous reste un dernier point en litige. Faut-il continuer de passer la bougie après l'opération et dilater le canal? M. Perrin croit que c'est inutile, et il se base sur ce que les seuls opérés qui ont été suivis plusieurs mois, ou plusieurs années après l'opération, avaient été abandonnés à eux aussitôt que la plaie uréthrale avait été cicatrisée, et il s'appuie sur l'autorité de M. Sédillot, de M. Maisonneuve et de Reybard.

MM. Trélat, Follin, Dolbeau sont d'une opinion opposée

et ils s'appuient, eux, sur les résultats même de l'opération, qui probablement aurait amené une cure radicale là où il n'y a eu qu'une amélioration et aussi sur les récidives. Quant à M. Voillemier, il croit que le traitement consécutif prévient les accidents qui sont justement arrivés quand on n'a pas passé ou laissé la sonde à demeure.

Il faudrait démontrer pratiquement l'efficacité de ce traitement, et nous sommes portés à croire que les chirurgiens ont subi peut-être encore ici la pression d'idées préconçues en employant jusqu'à présent invariablement, et dans tous les cas, la dilatation après avoir incisé. M. Perrin est peut-être aussi trop absolu en la proscrivant entièrement, car il est des cas où on peut s'en dispenser et d'autres où elle est nécessaire.

« On sait, dit-il, de science certaine, qu'une fois la section pratiquée, les lèvres de la plaie s'écartent l'une de l'autre, soit spontanément sous l'action des fibres circulaires de l'urèthre, soit violemment, ce qu'il croit, sous l'effort du corps dilatant introduit dans le canal. Cet écartement est en raison composé de l'étroitesse du conduit et du volume de l'instrument que l'on emploie. Une fois produit, ajoute-t-il, il est permanent, définitif. L'espace losangique que les lèvres circonscrivent se recouvre d'une pellicule cicatricielle mince, souple, qui présente les caractères d'une muqueuse adventive et ne paraît avoir aucune tendance à se rétracter. »

Nous avons besoin de ne pas perdre de vue l'anatomie pathologique du rétrécissement et les conditions variées dans lesquelles il se présente à nous. S'il n'envahit que les tissus superficiels, la section nous paraît suffisante, et il n'est nul besoin d'une dilatation consécutive. Dans ces cas, en effet, qui sont les plus nombreux, le rétrécissement est au canal, — qu'on nous permette cette comparaison, — ce qu'une doublure irrégulièrement trop étroite est à une manche d'habit: si on la coupe dans le point étroit, les autres parties s'accolent à la manche et l'écartement se produit tout naturellement.

On le comprend alors, la dilatation consécutive est inutile pour le moins et n'est rationnelle qu'en apparence. Voyez ce qui se passe. La bougie qu'on introduit exerce des frottements répétés sur la plaie ; son introduction devient douloureuse au bout de deux ou trois jours, — plus tôt si on la laisse à demeure ; — elle provoque de l'inflammation qui se manifeste extérieurement par un écoulement muco-purulent. Cette inflammation s'étend ensuite au tissu spongieux du voisinage. Le gonflement, qui en est la conséquence, ne pouvant se développer au dehors, parce qu'il est bridé par la membrane fibreuse du canal, s'étend en dedans et le rétrécit provisoirement. C'est là un premier effet fâcheux, mais qui devient irréparable quand l'inflammation disparaît, parce qu'elle a provoqué une suppuration plus ou moins abondante et consécutivement un rétrécissement plus fort qu'avant l'opération.

Ne serait-ce pas à cette pratique banale que nous devrions, en partie, de si fréquentes récidives et souvent une aggravation du mal ? Une longue observation peut seule résoudre cette question.

Mais si le rétrécissement envahit le tissu spongieux, peut-on agir de même, et dire le malade guéri parce qu'on l'a coupé ? Si on veut faire une opération utile, il faut au moins, comme nous l'avons dit plus haut, intéresser toute la partie malade. Dans ces cas alors, eu égard à la profondeur de l'incision, comment peut-on espérer que la plaie, qui est formée par toute l'épaisseur du canal, restera béante si on ne l'y maintient au moyen du traitement consécutif.

Ainsi, on le voit, nous ne pouvons pas plus poser qu'accepter une règle générale unique, puisque, selon les tissus envahis, il faut faire une opération différente et agir différemment ensuite.

« Grâce à l'incision, le canal récupère ses dimensions, mais l'expérience montre que ce résultat ne se maintient pas toujours et qu'il est sage pour assurer ce résultat définitif de poursuivre alors la dilatation pendant longtemps, jusqu'à ce qu'on soit parvenu à exagérer les dimensions physiologiques de l'urèthre rétréci. » (*Dolbeau.*)

Cette discussion, dont nous venons de donner les points principaux, nous montre qu'il n'est plus besoin de prouver l'utilité de l'uréthrotomie puisque tout le monde l'admet; mais qu'il est nécessaire de bien déterminer la place qu'elle doit occuper dans la thérapeutique des rétrécissements.

En résumant donc l'opinion des orateurs, nous pouvons, il nous semble, conclure :

1º Que la dilatation, trop blâmée par M. Perrin, doit toujours être la méthode fondamentale de traitement, — non qu'elle soit applicable à tous les cas ; — mais parce qu'elle fournit les meilleures indications pour employer les autres.

On ne doit l'abandonner que si le rétrécissement est compliqué ou trop avancé dans son organisation ; — si l'élastic'té du tissu lui empêche de faire des progrès ; — si l'urèthre trop sensible ne s'accoutume pas au passage de la bougie et surtout si elle provoque des accidents locaux ou généraux.

Quand le rétrécissement s'accompagne d'une rétention partielle et habituelle de l'urine dans la vessie ou dans les régions profondes de l'urèthre et quand il entretient un mauvais état de santé, ce sont deux raisons de plus pour avoir recours à l'uréthrotomie.

2° L'uréthrotomie permet de guérir certains rétrécissements que la dilatation est impuissante à modifier.

C'est une opération, en soi, peu dangereuse. Elle tire sa gravité de l'état général du sujet, de l'étendue et de la profondeur de l'incision.

3° L'incision doit être bornée au tissu pathologique.

Si le rétrécissement n'envahit que le tissu sous-muqueux, elle ne présente habituellement pas de dangers. Ce sont les cas les plus fréquents.

Il n'en est pas de même s'il intéresse le canal dans toute son épaisseur et les tissus sous-jacents. Dans ces conditions, en effet, il est très-difficile d'atteindre juste le mal sans le dépasser, aussi l'uréthrotomie externe offre-t-elle plus de sécurité.

4° Au point de vue de l'instrumentation, il est de première nécessité que l'uréthrotome soit d'un petit calibre et courbe. Dans cette catégorie, ceux qui coupent d'avant en arrière sont préférables si l'on peut avoir un conducteur. Ils ont cet avantage qu'ils dispensent de la dilatation préalable.

5° Quant au traitement consécutif, qui consiste à poursuivre la dilatation après l'uréthrotomie, il est difficile de se prononcer encore sur son efficacité réelle. Les avis sont partagés. Mais l'étude de la question nous porte à croire que cette pratique banale doit être subordonnée à la profondeur de l'incision faite et qu'on peut s'en passer avec avantage quand le rétrécissement est superficiel.

Il nous resterait à prouver, comme M. Perrin a essayé de le faire, que l'uréthrotomie, pratiquée dans les conditions développées dans son mémoire, guérit radicalement. Nous serions sur ce point un peu moins difficile que certains membres de la Société de chirurgie qui veulent en constater la cure, la sonde à la main. Nous nous contenterions de l'assertion des malades qui sont en pareille matière meilleurs juges, et il nous serait aisé de démontrer que l'uréthrotomie les a guéris, puisqu'ils urinent facilement et longtemps après, — ce qui est le but à atteindre. Mais, dans sa réplique, M. Perrin a réservé cette question, et nous imiterons sa réserve.

Espérons qu'un jour viendra où nous constaterons, comme nous le faisons aujourd'hui, un nouveau progrès dans cette question, et qu'après avoir démontré l'utilité et l'innocuité des incisions uréthrales, nous démontrerons qu'elles guérissent radicalement.